AF591084

CONSEILS A UNE MÈRE

SUR

L'ALLAITEMENT

ET SUR

L'EMMAILLOTTEMENT

DES NOUVEAU-NÉS

PAR

Mme MISSART

Sage-femme, à ÉPINAL

ÉPINAL
IMPRIMERIE E. BUSY, 6, RUE D'AMBRAIL, 6

1882

CONSEILS A UNE MÈRE

SUR

L'ALLAITEMENT

ET SUR

L'EMMAILLOTTEMENT

DES NOUVEAU-NÉS

PAR

Mme MISSART

Sage-femme, à ÉPINAL

ÉPINAL

IMPRIMERIE E. BUSY, 6, RUE D'AMBRAIL, 6

1882

CONSEILS A UNE MÈRE

SUR

L'ALLAITEMENT ET SUR L'EMMAILLOTTEMENT

DES NOUVEAU-NÉS

Madame,

Vous m'avez fait l'honneur de me demander mon sentiment sur la valeur relative des deux systèmes d'allaitement les plus connus : l'allaitement maternel et celui qui a lieu par une nourrice étrangère. Je m'empresse de satisfaire à votre désir.

En remplissant les seins de la femme d'un liquide nourricier secrété après l'accouchement et approprié aux besoins du nouveau-né, en versant à pleines mains dans son cœur des trésors de tendresse et de sollicitude pour le fruit de ses entrailles, Dieu lui a dit : « Tu nourriras ton enfant. »

Cet ordre, rapproché des dures réalités de la vie, souffre des exceptions sur lesquelles je reviendrai tout à l'heure ; mais les exceptions, loin de détruire la règle, la confirment. J'ajoute que les vues de la Providence sont ici en accord parfait avec le bien des deux parties intéressées. En d'autres termes, l'allaitement maternel est une loi dont l'observation importe à la santé de la mère et à celle de l'enfant, comme à leur bonheur commun.

Je vais essayer de le montrer.

Commençons par la mère.

1° Les nouvelles accouchées — qu'elles nourrissent ou non — sont prédisposées à une foule de maladies ; mais Dieu réserve des priviléges considérables à celles qui remplissent le devoir de la maternité.

Vous connaissez, Madame, les symptômes de la fièvre du lait. Le premier avantage résultant, pour la mère, de l'allaitement pratiqué quelques heures après les couches, est d'être préservée de cet état fébrile, ou, s'il se produit, de n'en ressentir aucune suite fâcheuse.

Voici un second avantage d'une grande valeur :

La science constate que le plus sûr préservatif contre les maladies graves des seins et les congestions vers les autres organes, est encore l'allaitement. En effet, si l'enfant ne prend pas, par la succion, la liqueur destinée à lui servir d'aliment, cette liqueur peut, en affluant dans les mamelles, les détendre outre mesure, y déterminer une congestion et occasionner des souffrances aiguës. Il n'est pas rare de voir alors apparaître, sur l'organe malade, des abcès douloureux et persistants. Il n'est pas non plus impossible qu'une tumeur invétérée, affectant la glande mammaire, donne lieu, lors de la cessation des règles, à un squirrhe ou à un cancer.

Chez la femme qui ne nourrit pas, la matrice est le canal par lequel la nature évacue ordinairement les fluides qui auraient dû servir à la sécrétion lactée. Si la matrice, déjà irritée par les fatigues de la grossesse et ses couches, refuse de se prêter ou se prête peu à cette évacuation, on la trouve exposée aux engorgements, aux flueurs blanches, etc.

L'organisme a sans doute plus d'un moyen de se débarrasser des matériaux inutiles dont le séjour prolongé dans ses profondeurs lui serait mortel. En cas de mauvais vouloir de la matrice, l'organe cutané, la vessie, les intestins sont là pour la remplacer. Malheureusement, ces serviteurs ont de fréquents caprices et refusent parfois à prêter leur concours. Parfois aussi ils deviennent le siège d'une irritation qui, en attirant les fluides vers eux, crée un péril dont les secours de l'art ne viennent pas toujours à bout.

La femme qui nourrit se trouve au contraire dans les conditions les plus favorables pour échapper à mille maladies dont je me contente de mentionner les principales.

Est ce tout ? Non. Le triomphe de la vraie mère, c'est de l'avoir, le cher nouveau-né, suspendu à sa mamelle, sous son regard ravi ! C'est entre elle et lui cet adorable échange de caresses innocentes, source de voluptés pures, supérieures à toutes les jouissances du monde.

Franchement, Madame, croyez-vous qu'une femme voie son propre enfant prendre le sein d'une étrangère, le flatter de ses petites mains, sourire à celle qui l'allaite, comme pour lui dire : merci ! sans éprouver un secret dépit, un sentiment instinctif de jalousie ? Oh ! vous ne pouvez le croire. L'amour maternel ressemble à l'amour; il exclut le partage.

2° La femme a donc un intérêt personnel très pressant à nourrir.

L'enfant retire de l'allaitement maternel des bienfaits plus grands encore.

On ne saurait trop admirer l'art merveilleux avec lequel la nature se subvient à elle-même. Lorsque l'enfant vient à la vie, il est faible, son système nerveux est violemment tendu, ses intestins sont remplis de *meconium*. (Pardon de ce terme qui vous paraît peut-être étrange ; il désigne une matière visqueuse, de couleur verdâtre ou jaunâtre, qui s'accumule dans le tube intestinal du fœtus.) Le premier lait de la mère, que l'on appelle *colostrum* — autre mot bizarre — est alors justement ce qui convient au nouveau-né. Séreux, doué d'une action purgative, il détend les nerfs, lubrifie les parois des intestins dont il sollicite les contractions et facilite ainsi l'expulsion de ce vilain *meconium* ; il dispense des purgatifs dont l'emploi pourrait être irritant. — Une nourrice étrangère ne fournira pas le précieux *colostrum*, parce que son accouchement, remontant à une époque plus ou moins éloignée, elle a un lait un peu ancien et trop substantiel.

A mesure que le petit être grandit et prend des forces, la liqueur maternelle, pour répondre à l'activité croissante de ses organes de digestion, augmente en quantité ; elle acquiert plus de consistance ; en somme, la nature a voulu qu'elle fût, mieux que tout autre, en rapport avec la constitution de celui à qui elle devait servir de nourriture.

Mais le nouveau-né n'a pas seulement besoin de lait ; il veut être entouré de soins incessants, délicats ; qui les donnera comme la mère ? Qui l'enveloppera d'un amour plus vigilant ? Quelle autre main prendra plaisir à le préserver du mal, à le débarrasser des ordures dont il est incommodé ? Nulle assurément, car Dieu a relié l'enfant à la mère par une sorte de chaîne magnétique, qui communique à celle-ci une seconde vue, un sens affiné, tels qu'au moindre mouvement, au moindre cri du petit protégé, le lien mystérieux ébranlant le cerveau et le cœur de la protectrice, lui transmet l'intelligence du besoin dont ce mouvement ou ce cri est l'expression, avec la volonté de le satisfaire.

3° Aucune attache semblable entre l'enfant et la nourrice étrangère.

Qu'est-ce qu'une nourrice ? Une pauvre femme que le besoin pousse à abandonner son enfant pour nourrir celui d'autrui.

La nourrice à laquelle vous vous adressez se connaît-elle une tare quelconque ; son lait, après avoir été abondant, vient-il, par l'effet de diverses circonstances, à diminuer, à prendre des qualités délétères, comme il arrive pendant la grossesse ; si le besoin la talonne, ne comptez guère qu'elle vous fasse un aveu d'incapacité.

Elle a promis de sevrer son enfant et de consacrer son lait au vôtre ; tiendra-t-elle courageusement sa parole ? Elle est mère aussi, elle ! Rien ne me prouve que la voix du sang ne l'engagera pas à suppléer à l'insuffisance des ses seins pour deux, au moyen d'un aliment indigeste.

Et puis, n'a-t-elle pas à la campagne un jardin,

un champ? Elle confiera son nourrisson à une autre personne, pour vaquer aux travaux du dehors. Après une absence quelquefois très longue, elle reviendra à la maison, le corps couvert de sueur, et, sans attendre peut-être, présentera le sein ; son lait, se ressentant de cet état d'échauffement, sera nuisible au point de donner des convulsions.

Enfin, elle adoptera certaines heures pour les soins de propreté ; tant pis pour toi, pauvre petit ! Tu auras le temps de croupir dans tes excréments ; ta peau si tendre s'enflammera, s'excoriera, tant pis ! L'heure réglementaire n'a pas sonné.

En septembre 1865, j'allais visiter un orphelin de trois mois à qui je m'intéressais et qui était en nourrice à la campagne. J'ouvre la porte de la cuisine où il se trouvait ; que vois-je ? Cet innocent jetait des cris affreux ; il était gardé par un garçon de quatre ans, qui, ne sachant plus quel parti prendre pour l'apaiser, lui mettait dans la bouche des choux froids, mal cuits, avec une grosse cuillère couverte de rouille ; l'enfant repoussait cette horrible patée avec des mouvements convulsifs effrayants ; nulle autre personne au logis. Le cœur navré, je pris la victime sur mes bras et essayai de la calmer ; une heure et demie après seulement rentrait l'infidèle nourrice, confuse de me trouver chez elle. Je lui reprochai sa conduite et lui retirai l'enfant que je mis en dépôt chez une brave femme qui lui servit de mère. Des faits semblables ne sont pas rares ; ne trouvez-vous pas, comme moi, qu'il y a là matière à réflexions ?

N'exagérons pas cependant ; loin de moi la pensée de dresser un acte d'accusation contre toutes les nourrices; on rencontre, dans cette classe de travailleuses, de très honnêtes gens, prenant leur métier au sérieux, s'attachant même à leurs nourrissons. Je dirai plus : il en est dont le cœur vaut mieux que celui de beaucoup de mères; mais ce sont les numéros gagnants d'une grande loterie. Qui mettra la main dessus ?

4° L'hygiène reconnaît des cas où l'allaitement maternel doit être rigoureusement interdit, au point de vue de l'intérêt de la mère et de celui de l'enfant : la phtysie, les affections scrofuleuses, le rachitisme, les dartres et toutes maladies transmissibles, un lait gâté par un virus inhérent à la constitution, un lait trop séreux ou trop rare, etc., sont autant de causes qui nécessitent une intervention étrangère.

Mais en dehors de ces cas d'empêchement absolu, et d'autres que les praticiens sont seuls aptes à déterminer, une bonne mère a le devoir de tenter tous les sacrifices pour nourrir elle-même.

Beaucoup, faibles de complexion, n'osent allaiter, à tort le plus souvent. Je connais quantité de femmes qui, en pareil état, ont eu ce courage, en ayant soin de joindre à leur lait une nourriture accessoire et ont joui d'une santé excellente.

Beaucoup aussi, animées au début des meilleures intentions, se découragent vite. Ainsi chez l'une, les bouts de seins sont peu accusés ; la sortie du lait est difficile ; alors l'entant crie ; la mère — ordinairement une primipare — se désole, surtout si la difficulté dure trois ou quatre jours, et la famille, attendrie, réclame à grands cris une nourrice. L'autre a les seins convenables, du lait en suffisance ; elle est d'une forte constitution, mais après avoir donné à téter pendant quelques jours. il lui survient aux mamelles des tumeurs, des crevasses, quelquefois des abcès ; de là, des douleurs très vives qui amènent encore à la maison une nourrice.

Eh bien ! je le déclare, avec la conviction due à une longue pratique, de persévérants efforts eussent été, presque toujours, couronnés de succès.

Aux dames délicates, que les gâteries de la famille et du comfort ont amollies, opposons la femme forte du pauvre. Celle-ci puise son courage dans son dénuement même. Sans ressources, sans espoir d'assistance, en tête-à-tête forcé avec son bien-aimé trésor, elle se roidit contre la douleur et sort victorieuse de la lutte.

5° Je ne saurais séparer la question de l'allaitement de celle de l'emmaillottement. C'est pourquoi je vous demande, Madame, la permission de ne point prendre congé de vous, avant de vous avoir donné mon avis à ce dernier sujet.

On se plaint depuis fort longtemps, avec raison, de la façon inhumaine dont le nouveau-né est garrotté dans ses langes ; d'illustres écrivains ont élevé la voix pour flétrir cette pratique pernicieuse; les gens de l'art ont prodigué leurs conseils. Depuis le jour où parut l'immortel ouvrage d'Emile, par J.-J. Rousseau, des améliorations ont été réalisées, surtout dans les villes ; mais dans les campagnes, le préjugé reste debout en beaucoup d'endroits. Sous prétexte de protéger les membres de l'enfant, la nourrice ou la mère l'étend droit comme un I, les bras collés le long du torse ; elle le serre étroitement, des épaules aux pieds, avec des bandes et des linges, de manière à ne lui laisser que la faculté de crier et de pleurer ; aussi en use-t-il largement. La malheureuse ne comprend pas que ces cris sont une énergique protestation contre son ineptie et sa fausse sagesse. Avec le vieux mode d'emmaillottement, en effet, le sang, circulant à grand'peine le long des parties comprimées, reflue vers les organes internes, les poumons, le cœur, le cerveau qu'il engorge, la respiration devient laborieuse, la transpiration insensible, presque nulle, la croissance se ralentit, quelquefois même les membres se déforment.

La nature est bonne conseillère. Que ne suivons-nous les indications qu'elle nous fournit? Dans l'amnios, le fœtus, au lieu d'être inflexiblement étendu, jouit d'une certaine faculté de mouvements. Laissons à l'enfant la même faculté après sa naissance ; ne l'entourons d'un vêtement que dans la mesure nécessaire pour soutenir ses membres encore flasques et le préserver des atteintes du froid. En lui épargnant bien des cris, nous lui épargnerons du même coup des descentes et des convulsions.

En résumé, lait maternel, sollicitude maternelle, libre expansion du corps du nouveau-né, avec le cortége des protections réclamées par son frêle organisme, telle est, sauf les exceptions expressément réservées par la science, la triple loi de la nature.

J'ai fini ; il me reste, Madame, à vous remercier de la haute confiance dont vous m'avez honorée. Daignez mettre votre autorité morale au service d'idées utiles, aussi méconnues qu'elles sont anciennes ; c'est mon vœu le plus ardent.

273

www.ingramcontent.com/pod-product-compliance
Ingram Content Group UK Ltd.
Pitfield, Milton Keynes, MK11 3LW, UK
UKHW021057270726
13967UKWH00012B/2548

9 782011 906618